DIETA VEGANA

45+ Frullati Vegani Per Rimanere Sani E Freschi

(Costruire Muscoli E Restare Magri)

Salvo Gallo

Traduzione di Daniel Heath

© **Salvo Gallo**

Todos os direitos reservados

Dieta Vegana: 45+ Frullati Vegani Per Rimanere Sani E Freschi (Costruire Muscoli E Restare Magri)

ISBN 978-1-989837-08-5

TERMINI E CONDIZIONI

Nessuna parte di questo libro può essere trasmessa o riprodotta in alcuna forma, inclusa la forma elettronica, la stampa, le fotocopie, la scansione, la registrazione o meccanicamente senza il previo consenso scritto dell'autore. Tutte le informazioni, le idee e le linee guida sono solo a scopo educativo. Anche se l'autore ha cercato di garantire la massima accuratezza dei contenuti, tutti i lettori sono avvisati di seguire le istruzioni a proprio rischio. L'autore di questo libro non potrà essere ritenuto responsabile di eventuali danni accidentali, personali o commerciali causati da un'errata rappresentazione delle informazioni. I lettori sono incoraggiati a cercare l'aiuto di un professionista, quando necessario.

INDICE

Parte 1 1

Introduzione 2

   Muffin Di Mele E Carote Per La Colazione 2
   Pancake Di Zucca 5
   Avena Al Succo D'acero 7
   Pancakes Alle Mele 8
   French Toast Vegan 10
   Tegamino Della Colazione Facile E Vegan 11
   Cubotti Di Avena Per La Colazione 13
   Pancake Facili Vegan 14
   Pasticcio Speziato Vegan Per La Colazione 15
   Muffin Di Banana E Mirtilli 17
   Pancake Ai Mirtilli 19
   Muffin Vegan Con Farina Di Mais 21
   Pane Di Zucca 23
   Wafflesvegan 25
   Pancake Vegan Di Patate 27
   Crepesvegan 29
   Porridge Di Banane E Avena 31
   Couscous Del Mattino 32
   Muffins Di Zucchine E Banane 33
   Muffins Di Mele 36
   Pancakes Al Cioccolato E Zucchine 38
   Avena Al Cocco E Albicocche 40
   Granolaper La Colazione 41
   Muffin Di Zucchine E Noci 42
   Biscotti Con Uvetta E Cannella Per La Colazione 44

PASTICCIO DI TOFU PER LA COLAZIONE 46
MUFFINS ALLA BANANA 48
PANCAKE INTEGRALI VEGAN ALLA CANNELLA 49
COUSCOUS GOLOSO DEL MATTINO.. 51

Parte 2 53

Introduzione 54

1 Mojito Verde Per Ottimisti 55

2 Giubilo Alla Chia Rossa 56

3 Godimento Alla Menta E Anguria..................................... 58

4 Euforia Di Bacche E Mango.. 60

5 Benedizione Per Il Sistema Immunitario 61

6 Gioia Al Mirtillo Viola... 63

7 Allegria Alla Chia Verde 64

8 Paradiso Di Agrumi E Fragole 66

9 Felicità Ad Alto Contenuto Di Vitamina K....................... 68

10 Euforia Di Mandarini E Banane..................................... 69

11 Gioia Di Mango E Carote 71

12 Dolcezza Alla Pesca E Albicocca................................... 72

13 Risata Alla Prugna E Basilico 74

14 Gioia Ricca Di Omega 3... 76

15 Buonumore Alle Bacche Di Goji.................................... 77

16 Pace Alla Pesca E Chia 79

17 Buonumore Verde Alla Banana 80

18 Crema Tropicale Arcobaleno 82

19 Sogno Ad Occhi Aperti Rinfrescante Alla Mandorla 84

20 Incantesimo Alla Mela E Chia 85

21 Ispirazione Verde Alla Mela.. 87

22 Sorpresa Ricca Di Enzimi.. 89

23 Generosità Alla Banana E Fragole.................................. 90

24 Diletto All'arancia E Fico.. 92

25 Super Ilarità Mattutina 94

26 Mega Giovialità Al Mango 95

27 Sinergia Alle Mandorle E Zucca 97

28 Magia Blu All'albicocca 99

29 Ricarica Alla Mela E Sedano... 100

30 Sogno Alla Banana E Mirtillo 102

31 Ilarità Alla Carota E Melone... 104

32 Beatitudine Al Mango E Cocco 106

33 Elisir Verde All'uva... 107

24 Frullato Tropicale Supervitaminico.............................. 109

35 Splendore Cremoso Alla Pesca E Cannella 111

36 Segreto Alla Banana E Fragola..................................... 112

37 Sorriso Agli Agrumi E Mango....................................... 114

Estratto Ricco Di Vitamine.. 115

39 Piacere Al Kiwi E Agrumi.. 117

40 Felicità Pera E Menta 119

41 Euforia Verde Alla Banana 120

42 Sogno Al Lampone E Pera 122

43 Super Diletto Verde 124

44 Esuberanza Solare 126

45 Vivacità Al Mango E Prezzemolo 127

46 Gusto Di Chia E Anguria 129

47 Attrazione Di Peschenoci E Fragole 130

48 Soddisfazione Di Pesca A Ananas 132

49 Percezione Di Mirtilli E Ananas 133

50 Schiocco Cremoso Alle Noci 135

Conclusioni 138

Parte 1

Introduzione

In questo libro di ricette troverai una valangadi idee per la tua colazione che sono 100% vegan!

Se sei vegan e stai cercando delle sfiziose ricette per la colazione amerai questo libro. Queste ricette sono state selezionate una ad una dalla mia collezione e sono state scelte non solo in quanto vegan, ma anche perché sono ricette semplici che possono esser preparate da tutti.Come la maggior parte delle ricette vegan, queste ricette per la colazione sono anche estremamente sane e nutrienti.

Ti auguriamo di gustare a pieno questo libro di cucina per la tua colazione vegana!

Muffin di mele e carote per la colazione
Ingredienti

1 tazza di zucchero di canna

1/2 tazza di zucchero bianco

2 1/2 tazze di farina per tutti gli usi

4 cucchiaini di bicarbonato di sodio

1 cucchiaino di lievito per dolci

4 cucchiaini di cannella in polvere

2 cucchiaini di sale

2 tazze di carote finemente grattugiate

2 mele grandi - pelate, mondate e tritate

6 cucchiaini di sostitutivo dell'uovo (secco)

Salsa di mele 1 1/4 di tazza

1/4 di tazza di olio vegetale

Preparazione

Preriscaldare il forno a 375 gradi F (190 gradi C). Ungere le formine per muffin o inserire le fodere di carta per muffin nella teglia preformata.

In una grande ciotola unire lo zucchero di canna, lo zucchero bianco, la farina, il bicarbonato, il lievito, la cannella e il sale. Incorporare rimestando con cura la carota e la mela; mescolare bene.

In una piccola ciotola sbattere insieme il sostitutivo dell'uovo, la salsa di mele e l'olio.

Versare sugli ingredienti secchi preparati nella ciotola grande.

Con un cucchiaio distribuire il preparato nelle teglie disposte in precedenza.

Cuocere in forno preriscaldato per 20 minuti. Lasciare raffreddare i muffin nella teglia per 5 minuti prima di estrarli e farli raffreddare completamente.

Pancake di zucca

Ingredienti

2 1/2 tazze di farina integrale

2 1/2 tazze di acqua

1/2 tazza di latte di soia

2 cucchiai di lievito in polvere

1 cucchiaino di sale

1/2 tazza di zucca, cotta e schiacciata

1/2 cucchiaino di cannella

1/4 di cucchiaino di noce moscata

1/4 cucchiaino di pimento

1 cucchiaino di estratto di vaniglia

1/2 cucchiaino di bicarbonato di sodio

1 cucchiaino di aceto di mele

Preparazione

Unire il latte di soia con il cucchiaino di aceto in una ciotola separata. Attendere 5 minuti per permettere che si rapprenda.

Mescolare insieme la zucca, le spezie, l'acqua e il latte di soia in una terrina.

Aggiungere gli ingredienti rimanenti e mescolare fino a quando non saranno completamente imbibiti; smettere di mescolare.

Lasciare riposare 5 minuti per fare lievitare e mescolare leggermente di nuovo. Lasciare riposare altri 5 minuti. Versare in una padella.

Cuocere i pancake sul fornello e servire.

Avena al succo d'acero

Ingredienti

3/4 di tazza di acqua

1/4 di tazza di avena in chicchi tagliati

1 cucchiaio di burro di arachidi naturale

1 cucchiaio di sciroppo d'acero

1/2 cucchiaino di zucchero di canna

Preparazione

Portare l'acqua a ebollizione in una pentola, mescolare l'avena in chicchi tagliati nell'acqua e ridurre il calore a medio-basso.

Coprire e cuocere fino a quando l'avena non sarà tenera, da 5 a 7 minuti, mescolando di tanto in tanto. Togliere dal fuoco e lasciar riposare 1 minuto.

Mescolare il burro di arachidi, lo sciroppo d'acero e lo zucchero di canna con l'avena.

Pancakes alle mele

Ingredienti

2 tazze di farina integrale di grano
2 mele sbucciate e mondate
1 tazza e mezza di latte di mandorla
1/2 tazza di olio di cocco, sciolto
1/4 di tazza d'acqua
2 cucchiai di lievito in polvere
2 cucchiai di zucchero di canna, o a piacere
1 cucchiaino di noce moscata
1/2 cucchiaino di cannella in polvere

Preparazione

Mescolare la farina, le mele, il latte di mandorle, l'olio di cocco, l'acqua, il lievito, lo zucchero di canna, la noce moscata e la cannella in un frullatore fino a rendere il composto omogeneo.

Riscaldare una piastra antiaderente a fuoco medio-alto. Far cadere la pastella a grandi cucchiaiate sulla piastra e cuocere fino a quando si formeranno delle bolle e i bordi saranno asciutti, da 3 a 4 minuti.

Capovolgere sull'altro lato e cuocere fino a doratura, 2 o 3 minuti. Ripetere l'operazione con la pastella rimanente.

French Toast Vegan

Ingredienti

1 tazza di latte di soia
2 cucchiai di farina per tutti gli usi
1 cucchiaio di lievito alimentare
1 cucchiaino di zucchero grezzo
1 cucchiaino di estratto di vaniglia
1/3 di cucchiaino di cannella in polvere
4 fette di pane vegan

Preparazione

Sbattere il latte di soia, la farina, il lievito alimentare, lo zucchero, l'estratto di vaniglia e la cannella in una ciotola; trasferire su una piastra bordata o un piatto poco profondo. Immergere entrambi i lati di ciascuna fetta di pane nella miscela di latte di soia.

Riscaldare una padella leggermente oliata a fuoco medio-basso.

Cuocere ogni fetta di pane fino a doratura, da 3 a 4 minuti per lato.

Tegamino della colazione facile e vegan

Ingredienti

2 tazze di pasticcio di patate abbrustolite congelato (hashbrown)
1 tazza di cipolla tritata
1 tazza di peperone tritato
1 tazza di broccoli tritati
1 confezione da 350 gr di tofu, sbriciolato
2 cucchiai di lievito alimentare
1/2 confezione di salsicce vegane da 400 gr, divise in 4 polpette

Preparazione

Riscalda una grande padella antiaderente a fuoco medio-alto.

Utilizzare lo staccante spray generosamente su metà della padella e aggiungere l'hashbrown.

Dividere la salsiccia in polpette e aggiungere in cottura.

Una volta che le patate iniziano a rosolare, aggiungere la cipolla e continuare la cottura per 5-7 minuti. Capovolgere le polpettine di salsiccia.

Aggiungere peperoni e broccoli, mescolando per garantire una cottura uniforme.

Ricordarsi di riservare all'estremità opposta della padella spazio per il tofu. Mentre le verdure cuociono, sbriciolare il tofu.

Spruzzare l'estremità opposta della padella con lo staccante spray e aggiungere il tofu.

Cospargere il tofu con il lievito alimentare.

Mescolare con cura il tofu e il lievito per eliminare eventuali liquidi in eccesso.

Mettere 1/4 della miscela di verdure di patate su ciascun piatto, quindi aggiungere il tofu.

Condire a piacere.

Cubotti di avena per la colazione

Ingredienti

3 tazze di farina d'avena

1 tazza di latte di mandorle non zuccherato

1/2 tazza di agave

1/2 tazza di composta di mele

2 banane mature schiacciate

2 cucchiaini di lievito in polvere

1 cucchiaino di sale

1 cucchiaino di vaniglia

1 cucchiaino di cannella

Preparazione

Mescolare tutti gli ingredienti in una ciotola. Versare nella teglia unta. Cuocere in forno a 350 per 25 minuti.

Pancake facili vegan

Ingredienti

4 tazze di farina autolievitante

1 cucchiaio di zucchero bianco

1 cucchiaio di crema pasticcera in polvere

2 tazze di latte di soia

Preparazione

In una grande ciotola, mescolare insieme la farina, lo zucchero e la crema pasticcera in polvere. Aggiungere pian piano con cura il latte di soia mescolando con una frusta in modo da non creare grumi.

Scaldare una piastra a fuoco medio e spruzzare la superficie della piastra con lo staccante spray. Distribuire a cucchiaiate la pastella sulla superficie della piastra e cuocere fino a quando non inizieranno a formarsi bolle sulla superficie.

Capovolgere i pancake con una spatola e cuocere dall'altra parte fino a doratura.

Pasticcio speziato vegan per la colazione

Ingredienti

1 tazza di pasticcio di patate abbrustolite congelato (hashbrown)

1/4 di cipolla affettata sottilmente

1 tazza di funghi

3 tazze di spinaci

1 peperoncino medio piccolo o 1/2 peperoncino

1/2 cucchiaio di lievito alimentare

Sale e pepe q.b.

Preparazione

In una piccola padella antiaderente, rosolare gli hashbrown.

In una padella a parte, rosolare le cipolle con una spruzzata d'olio fino a quando non saranno traslucide. Aggiungere il peperoncino affettato e i funghi a fette e far saltare in padella fino a quando i funghi non saranno teneri.

Cospargere il tutto di lievito alimentare, aggiungere gli spinaci e un po' d'acqua, coprire e lasciar cuocere fin quando gli spinaci saranno cotti. Mescolare bene per incorporare il lievito alimentare.

Aggiungere sale e pepe a piacere.

Muffin di banana e mirtilli

Ingredienti
2 banane molto mature, schiacciate
1/2 tazza di zucchero bianco
1/2 cucchiaino di lievito in polvere
1/2 cucchiaino di sale
3/4 di tazza di farina per tutti gli usi
1/2 tazza di farina di grano integrale
1 1/2 cucchiaino di sostitutivo dell'uovo (secco)
2 cucchiai d'acqua
1/2 tazza di mirtilli

Preparazione
Preriscaldare il forno a 350 gradi F (175 gradi C). Ungere le formine per muffin o inserire le fodere di carta per muffin nella teglia preformata.

In una grande ciotola unire le banane schiacciate, lo zucchero, il lievito, il sale e le farine; mescolare fino a quando il composto non sarà liscio e omogeneo. In una piccola ciotola o tazza unire il sostitutivo dell'uovo e l'acqua; versare mescolando con cura con l'impasto di banana. Incorporare al composto i mirtilli.

Distribuire la pastellauniformemente nei contenitori per muffin, circa 1/4 di tazza ciascuno.

Cuocere in forno preriscaldato per 20-25 minuti, o fino a doratura.

Pancake ai mirtilli

Ingredienti
1 tazza di latte di soia
1/2 bicchiere d'acqua
1 tazza di farina di grano integrale
1/2 tazza di farina di mais macinata a pietra
1 cucchiaino di lievito per dolci
1/2 cucchiaino di bicarbonato di sodio
1/4 di cucchiaino di sale
1 tazza di mirtilli freschi
2 cucchiai di olio vegetale

Preparazione
Preriscaldare il forno a 90°C.

In una piccola ciotola combinare il latte di soia e l'acqua.

In una grande ciotola, unire farina, farina di mais, lievito, bicarbonato e sale. Unire la miscela di latte di soia e mescolare, fermarsi quando il composto sarà amalgamato. A quel punto incorporare i mirtilli e lasciare riposare l'impasto per 5 minuti.

Oliare leggermente una padella o una piastra e scaldare a fuoco medio. Versare circa 1/4 tazza di pastella sulla piastra calda e cuocere fino a quando i pancake non mostreranno delle bolle e i bordi saranno leggermente asciutti. Girare e cuocere finchè i pancake non saranno dorati. Trasferire su una teglia e tenere i pancake al caldo nel forno mentre si cuoce la pastella rimanente.

Muffin vegan con farina di mais

Ingredienti
1/2 tazza di farina di mais
1/2 tazza di farina di grano integrale
1/2 cucchiaino di bicarbonato di sodio
1/2 tazza di composta di mele
1/2 tazza di latte di soia
1/4 tazza di nettare di agave
2 cucchiai di olio di canola

Preparazione
Preriscaldare il forno a 325 gradi F (165 gradi C). Ungere leggermente una teglia per muffin.

Unire la farina di mais, la farina di grano integrale, il bicarbonato e il sale in una grande ciotola; unire mescolando la salsa di mele, il latte di soia e il nettare di agave. Aggiungere lentamente l'olio mescolando. Versare il composto nella teglia per muffin.

Cuocere nel forno preriscaldato da 15 a 20 minuti; per verificare la cottura inserire uno stuzzicadenti o un piccolo coltello all'interno di un muffin, se estraendolo risulta pulito, il muffin è cotto.

Pane di zucca

Ingredienti

2 cucchiai di farina di semi di lino
6 cucchiai di acqua
1 1/2 tazze di zucchero
1 tazza di purea di zucca in scatola
1/2 tazza di composta di mele
1 1/3 tazze di farina per tutti gli usi
1/3 di tazza di farina di pasta integrale di grano
1 cucchiaino di bicarbonato di sodio
1 cucchiaino di cannella in polvere
3/4 di cucchiaino di sale
1/2 cucchiaino di lievito in polvere
1/2 cucchiaino di noce moscata
1/4 di cucchiaino di chiodi di garofano

Preparazione

Preriscaldare il forno a 350 gradi F (175 gradi C). Ungete leggermente una teglia da pane da circa 22x10 cm.

Sbattere insieme farina di semi di lino e acqua. Unire mescolando lo zucchero, la purea di zucca e la composta di mele.

In una grande ciotola, mescolare insieme farina per tutti gli usi, la farina di grano integrale, il bicarbonato di sodio, la cannella, il sale, il lievito, la noce moscata e i chiodi di garofano. Aggiungere la miscela di farina alla miscela di zucca; mescolare fino a quando il composto non sarà omogeneo. Versare la pastella nella padella preparata in precedenza.

Cuocere in forno preriscaldato per 65-70 minuti, fino a quando uno stuzzicadenti inserito nel centro della pagnotta risulti pulito.

WafflesVegan

Ingredienti
1 tazza di farina di grano integrale
1 tazza di farina bianca non sbiancata
1/2 cucchiaino di cannella
1 1/2 cucchiaino di lievito in polvere
2 cucchiai di zucchero semolato
2 tazze di latte di mandorle o di soia
1/3 di tazza di composta di mela non zuccherata

Preparazione
Mescolare tutti gli ingredienti secchi in una ciotola. Mescolare il latte di mandorle e la composta di mele in una ciotola separata e poi versare nell'ingrediente asciutto, mescolando delicatamente fino a ottenere un composto omogeneo.

La consistenza dovrebbe essere una pastella versabile; se troppo denso, aggiungere un po' di latte di mandorle o soia.

Cuocere utilizzando una piastra per cialde.

Pancake vegan di patate

Ingredienti

10 patate rustiche, pelate e sminuzzate

1 carota, sbucciata e tritata

1 cipolla, tagliata a dadini

5 spicchi d'aglio, schiacciati

1 cucchiaio di prezzemolo a foglia piattatritato

1 cucchiaio di aneto fresco tritato

2 cucchiai di succo di limone fresco

1/4 di tazza di olio d'oliva

2 cucchiai di farina per tutti gli usi

2 tazze di pangrattato vegan

olio d'oliva per friggere, se necessario

Preparazione

Mescolare patate, carota, cipolla, aglio, prezzemolo e aneto in una grande ciotola. Unire mescolando il succo di limone, 1/4 di tazza di olio d'oliva, la farina, il pangrattato, sale e pepe. Impastare fino a quando la miscela non diventerà un impasto compatto.

Riscaldare il restante 1/4 di tazza di olio d'oliva in una padella a fuoco medio.Versare cucchiai di impasto di patate nell'olio bollente facendo in modo che rimangano separati.

Cuocere circa 4 minuti per lato, o fino a doratura. Servire caldo.

CrepesVegan

Ingredienti

1/2 tazza di latte di soia

1/4 di tazza di margarina sciolta

1/2 bicchiere d'acqua

1 cucchiaio di zucchero grezzo

2 cucchiai di sciroppo di acero

1 tazza di farina per tutti gli usi non sbiancata

1/4 di cucchiaino di sale

Preparazione

In una grande ciotola mescolare il latte di soia, l'acqua, ¼ di tazza di margarina, lo zucchero, lo sciroppo, la farina e il sale. Coprire e lasciar riposare la miscela per 2 ore.

Ungere leggermente una padella da 12 cm di diametro con la margarina di soia. Riscaldare la padella fino a quando non è calda.

Versare circa 3 cucchiai di pastella nella padella. Far dondolare la padella per fare in modo che la pastella si distribuisca uniformemente sul fondo.

Cuocere fino a doratura, capovolgere e cuocere dal lato opposto.

Porridge di banane e avena

Ingredienti

1 3/4 tazze d'acqua

1/4 di cucchiaino di sale rosa dell'Himalaya

1 tazza di fiocchi d'avena

3 grandi banane mature, ridotte in purè

3 cucchiai di burro di semi di girasole

2 cucchiai di nettare di agave

Preparazione

Portare acqua e sale a ebollizione in una casseruola; aggiungere l'avena e cuocere a fuoco lento fino a raggiungere la consistenza desiderata, circa 5 minuti.

Togliere la casseruola dal fuoco e mescolare le banane, il burro di semi di girasole e il nettare di agave.

Couscous del mattino

Ingredienti

3/4 di tazza di latte di soia alla vaniglia

1/4 ditazza di succo d'arancia

1/2 di tazza di couscous secco

1/2 banana, schiacciata o affettata

1 cucchiaino di cannella

Preparazione

In una piccola pentola a fuoco vivo portare a ebollizione il latte e il succo.

Ridurre il calore e mescolare couscous, banana e cannella. Coprire con il coperchio e fate sobbollire per 2-3 minuti.

Spegni il fuoco e lascia riposare per altri 2 minuti.

Servire immediatamente. Le quantità indicate sono per due porzioni.

Muffins di zucchine e banane

Ingredienti

2 1/3 tazze di zucchine grattugiate

1 1/2 banane molto mature, ridotte in purè

1 tazza di composta di mele

1 tazza di zucchero di canna

1/4 di tazza di olio vegetale

1 4 di tazza di olio vegetale

1 cucchiaio di succo di limone

1 1/2 cucchiaini di estratto di vaniglia

3 tazze di farina per tutti gli usi

1 cucchiaio di bicarbonato di sodio

1 cucchiaio di cannella in polvere

2 cucchiaini di noce moscata

1 cucchiaino di lievito per dolci

1 cucchiaino di sale

1/4 di cucchiaino di chiodi di garofano

1 cucchiaio di zucchero bianco

1 cucchiaino di cannella in polvere

Preparazione

Preriscaldare il forno a 350 gradi F (175 gradi C). Ungere o inserire le fodere di carta per muffinin 24 formine.

Unire zucchine, banane, succo di mela, zucchero di canna, olio, succo di limone e estratto di vaniglia in una grande ciotola. Sbattere la farina, il bicarbonato di sodio, 1 cucchiaio di cannella, la noce moscata, il lievito, il sale e i chiodi di garofano insieme in una ciotola separata.

Aggiungere lentamente la miscela di farina alla miscela di zucchine mescolando continuamente fino a quando la pastella è uniforme. Distribuire con il cucchiaio la pastella nelle tazze da muffin preparate precedentemente e riempirle per circa 3/4.

Mescolare lo zucchero bianco e 1 cucchiaino di cannella in una piccola ciotola; cospargere la pastella

Cuocere nel forno preriscaldato fino a quando uno stuzzicadenti inserito nel centro di un muffin risulti pulito, circa 30 minuti.

Muffins di mele

Ingredienti

1 1/4 di tazza di fiocchi di crusca
1 1/4 di tazza di farina per tutti gli usi
1/3 di tazza di zucchero di canna
1 cucchiaino di cannella in polvere
1 cucchiaio di lievito
1 1/4 di tazza di succo di mela
1/4 di tazza di margarina, sciolta
1 cucchiaino di estratto di vaniglia
1 mela, sbucciata, mondata e tagliata a pezzettini

Preparazione

Preriscaldare il forno a 375 F (190°C).

Ungere le formine per i muffin.

In una terrina mescolare i fiocchi di crusca, la farina, lo zucchero di canna, la cannella e il lievito. Unire mescolando il succo di mela, la margarina, la vaniglia e la mela. Distribuire con il cucchiaio il composto nelle formine per muffin unteprecedentemente.

Cuocere a 375 F (190°C) per 25-30 minuti.

Pancakes al cioccolato e zucchine

Ingredienti

2 cucchiai d'acqua

1 cucchiaio di semi di lino

1/2 tazza di latte di mandorle non zuccherato

1 banana molto matura, ridotta in purè

1/4 di tazza di zucchine sminuzzate

1/4 di cucchiaino di estratto di vaniglia

1/2 tazza di farina per tutti gli usi

1 cucchiaio di polvere di cacao non zuccherato

1 1/2 cucchiaini di dolcificante Truvia versione zucchero di canna per dolci

1/2 cucchiaino di lievito in polvere

1/4 di cucchiaino di bicarbonato di sodio

1/4 di cucchiaino di cannella in polvere

1 pizzico di sale marino

Staccante spray

Preparazione

Unisci acqua e semi di lino in una piccola ciotola. Refrigerare fino a quando la miscela non si addensa e ha una consistenza simile all'uovo, da 15 a 30 minuti. Mescolare con latte di mandorle, banana, zucchine e estratto di vaniglia.

Mescolare la farina, la polvere di cacao, la miscela di cottura di zucchero di canna, il lievito, il bicarbonato, la cannella e il sale marino in una ciotola. Versare la miscela di lino; mescolare fino a quando la pastella risulta omogenea.

Scaldare una grande piastra a fuoco medio e spruzzare con uno spray staccante da cucina. Lasciar cadere 1/3 di tazza di pastella sulla piastra e cuocere fino a quando non si formano bolle sulla superficie ed i fondi sono dorati, circa 5 minuti.

Capovolgere e cuocere fino a doratura sull'altro lato, da 4 a 6 minuti. Trasferire in una teglia per raffreddare. Ripetere le operazioni con la pastella rimasta.

Avena al cocco e albicocche

Ingredienti

1 azza d'acqua

½ tazza di fiocchi d'avena vecchio stile

½ cucchiaino di cannella in polvere

6 albicocche secche, tritate

1 cucchiaio di cocco grattugiato non zuccherato

Preparazione

Unire l'acqua, l'avena e la cannella in una piccola casseruola. Portare a ebollizione a fuoco alto. Ridurre il fuoco a bollore e cuocere, mescolando di tanto in tanto, fino a quando il composto non risulta cremoso, per circa 5 minuti.

Servire guarnito di albicocche e cocco.

Granolaper la colazione

Ingredienti

Staccante spray

3 tazze di fiocchi d'avena

2/3 di tazza di germe di grano

1/2 tazza di granella di mandorle

1 pizzico di noce moscata

1 1/2 cucchiaini di cannella in polvere

1/2 tazza di succo di mela

1/2 tazza di melassa

1 cucchiaino di estratto di vaniglia

1 tazza di frutta mista secca

1 tazza di albicocche secche divise a metà

Preparazione

Preriscaldare il forno a 350F. (180°C). Preparare due teglie da biscotti con lo staccante spray.

In una grande ciotola, unire l'avena, il germe di grano, le mandorle, la cannella e la noce moscata. In una ciotola separata, mescolare il succo di mela, la melassa e l'estratto di vaniglia. Versare gli ingredienti bagnati negli ingredienti secchi, mescolando in modo da incorporare e amalgamare gli ingredienti. Distribuire la miscela sulle teglie da forno.

Cuocere nel forno preriscaldato, mescolando la miscela ogni 10-15 minuti, per 30 minuti o fino a quando il muesli non avrà un colore marrone dorato. Lasciar raffreddare. Unire insieme la frutta secca. Conservare in un contenitore ermetico.

Muffin di zucchine e noci

Ingredienti

1/4 di tazza di semi di chia

1 tazza di acqua

1 tazza di farina di anacardi

¼ di tazza di semi di lino macinati

2 cucchiai di farina di cocco

2 cucchiai di amido di tapioca

1 cucchiaio di cannella in polvere

1 cucchiaino di bicarbonato di sodio

1/2 cucchiaino di sale

1 tazza di datteri tritati

1 tazza di noci tritate

1 tazza di zucchine a pezzettini

1/3 tazza di composta di mele

2 cucchiai di olio di cocco, sciolto

1 oncia liquida di stevia (30 ml), o q.b.

Preparazione

Preriscaldare il forno a 375 F (190°C). Inserire le fodere di carta per muffin in 12 coppette per muffin.

Immergere i semi di chia nell'acqua in una ciotola in modo tale che diventino ispessiti e pastosi, da 5 a 10 minuti.

Sbattere la farina di anacardi, semi di lino, farina di cocco, amido di tapioca, cannella, bicarbonato e sale insieme in una ciotola.

Mescolare miscela di semi di chia, datteri, noci, zucchine, salsa di mele, olio di cocco e stevia insieme in una ciotola separata; unire mescolando con cura la miscela secca fino a quando la pastella non sarà omogenea. Distribuire con il cucchiaio la pastella nelle formineper muffin.

Cuocere nel forno preriscaldato per 30 a 35 minuti, per capire se i muffin sono pronti verificare inserendo uno stuzzicadenti nel mezzo di un muffin, se ne esce pulito i muffin sono cotti. Raffreddarli nello stampo su una gratella prima di rimuoverli, per circa 10 minuti; lasciar raffreddare altri 5 minuti prima di servire.

Biscotti con uvetta e cannella per la colazione

Ingredienti

1 1/3 tazze di avena

4 cucchiai di uva passa

4 cucchiai di farina

1 1/3 tazze di latte di soia in polvere

1 tazza di salsa di mele non dolcificata (senza aggiunta di zucchero)

1 cucchiaino di cannella

1 cucchiaino di lievito per dolci

4 cucchiai di dolcificante artificiale senza calorie

Preparazione

Preriscaldare il forno a 350 F gradi (180°C). Ungere una grande teglia con uno spray staccante da cucina.

Mescolare tutti gli ingredienti e distribuire con il cucchiaio sulla teglia. Cuocere per 15 o 20 minuti.

Pasticcio di tofu per la colazione

Ingredienti

1 blocco di tofu extra compatto (sgocciolato e pressato)

1 cipolla piccola tritata

1/2 tazza di peperone rosso tagliato a pezzetti

2-3 funghi grandi a fette

1 spicchio d'aglio tritato

2 cucchiai di lievito alimentare

1.5 cucchiaino di curcuma in polvere

1/2 tazza di formaggio vegano non caseario sminuzzato

1 tazza di patate abbrustolite surgelate (hashbrowns)

1 pizzico di sale

1 cucchiaino di pepe nero

1,5 cucchiai di olio extravergine di oliva

Preparazione

Preriscaldare il forno a 350F (180°C).

In una grande ciotola sbriciolare il tofu fino a che non avrà l'aspetto delle uova strapazzate. Aggiungere l'aglio in polvere, la curcuma, il lievito alimentare - mescolare fino ricoprire il tofu uniformemente e mettere da parte.

In una padella aggiungere l'olio d'oliva e cuocere le cipolle, l'aglio, i funghi e i peperoni che dovranno diventare teneri ma non troppo morbidi. Cospargere con pepe nero e pizzico di sale. Togliere dalla padella e aggiungere al pasticcio di tofu.

Mescolare il formaggio vegano sminuzzato.

In una casseruola stendete glihashbrown in modo uniforme. Ricoprire con la miscela di tofu.

Infornare a 350 ° (180°C) per circa30 minuti. Togliere dal forno e servire.

Muffins alla banana

Ingredienti

3 tazze di farina per tutti gli usi

1 tazza di zucchero bianco

1/2tazza di zucchero di canna

2 cucchiaini di cannella in polvere

2 cucchiaini di lievito in polvere

1 cucchiaino di bicarbonato di sodio

1 cucchiaino di noce moscata macinata

1 cucchiaino di sale

2tazze di banane matureschiacciate

1 tazza di olio di canola

1 tazza di latte di cocco

Preparazione

Preriscaldare il forno a 350 gradi F (175 gradi C). Ungere 12 formine per muffin o foderarle con i pirottini in carta per muffin.

Mescolare la farina, lo zucchero bianco, lo zucchero di canna, la cannella, il lievito, il bicarbonato, la noce moscata e il sale in una grande ciotola. Mescolare le banane, l'olio di canola e il latte di cocco insieme in una ciotola separata; versare la miscela di banane nella miscela di farina mescolando fino a quando il composto non sarà omogeneo. Riempire le formine per muffin con la pastella.

Cuocere nel forno preriscaldato fino a quando uno stuzzicadenti inserito nel centro di un muffin esce pulito, per circa 30 - 35 minuti.

Pancake integrali vegan alla cannella

Ingredienti

1/2 tazza di farina integrale

1/2 tazza di farina di segale

1 cucchiaio di farina di soia

1 cucchiaio di zucchero bianco

1 e 1/2 cucchiaini di lievito in polvere

1/8 di cucchiaino di sale

1/8 di cucchiaino di cannella in polvere

1/2 cucchiaino di estratto di vaniglia

1/2 bicchiere d'acqua

1/2 tazza di latte di soia

1/4 tazza di noci pecan tritate

Preparazione

In una ciotola media, mescolare insieme la farina integrale, la farina di segale, la farina di soia, lo zucchero, il lievito, il sale e la cannella.

Fare un buco al centro e versare la vaniglia, l'acqua e il latte di soia. Mescolare fino a quando tutti gli ingredienti secchi sono stati inglobati, quindi aggiungere mescolando le noci pecan.

Scaldare una padella grande o una piastra di ferro a fuoco medio e ricoprire con uno spray staccante da cucina. Versare circa 1/3 di tazza di pastella sulla superficie calda e distribuire a mezzo centimetro di spessore.

Cuocere fino a quando non compaiono bolle sulla superficie, quindi capovolgere e dorare dall'altra parte.

Couscous goloso del mattino

Ingredienti
3/4 di tazza di latte di soia alla vaniglia
1/4 tazza di succo d'arancia
1/2 tazza di couscous secco
1/2 banana, schiacciata o affettata
1 cucchiaino di cannella

Preparazione
In una piccola pentola a fuoco vivo portare a ebollizione il latte di soia e il succo. Ridurre il calore e mescolare couscous, banana e cannella. Coprire con il coperchio e fate sobbollire per 2-3 minuti.

Spegnere il fuoco e lasciare riposare per altri 2 minuti. Servire immediatamente

Parte 2

Introduzione

Sarete sorpresi dal gusto, dalla velocità e semplicità dei frullati vegani.

I frullati vegani di questo libro sono privi di prodotti di origine animale, quindi non contengono ormoni, prodotti chimici o grassi.

Un salutare frullato è un modo eccellente per aumentare il consumo di cibo crudo. Vi sentirete leggeri, pieni di energia, vivaci e animati.

Ottimi frullati aumenteranno la serotonina nel vostro cervello e vi **renderanno felici e sorridenti**.

Sarete ispirati da sapori fantastici e colori brillanti di ingredienti naturali.

Beviamo frullati vegani e miglioriamo il nostro umore con ricette saporite e sane!

Vi sentirete vivavi e contenti!

1 Mojito Verde per Ottimisti

Ingredienti

- 120 ml d'acqua
- 2 datteri a mollo senza nocciolo
- 7 foglie di menta fresca
- 8.5 gr di fiocchi di cocco
- 30 ml di succo di lime fresco
- 400 gr di chicchi d'uva verde fresca

Istruzioni

1. Lavate i datteri snocciolati, bagnateli con acqua e metteteli nel frullatore
2. Lavate le foglie di menta e aggiungetele al frullatore
3. Aggiungete anche i fiocchi di cocco

4. E il succo di lime al frullatore
5. Lavate l'uva verde e aggiungetela al frullatore
6. Aggiungete l'acqua
7. Frullate fino ad ottenere un composto omogeneo (30-50 secondi)
8. Godetevi il Mojito Verde per Ottimisti!

Note alla Ricetta

1. Mettete a bagno i datteri in acqua tiepida per diversi minuti, fino ad ammorbidirli
2. Se il frullato è troppo denso, aggiungete acqua.

2 Giubilo alla Chia Rossa

Ingredienti

- 230 ml d'acqua

- 40 gr di semi di chia
- 4 datteri a mollo senza nocciolo
- 200 gr di ciliegie fresche
- 10 foglie di spinaci freschi
- 110 ml di succo di barbabietola fresco

Istruzioni

1 Mettete acqua e semi di chia nel frullatore

2 Lavate i datteri snocciolati, metteteli a bagno e aggiungeteli al frullatore

3 Lavate le ciliegie prima di aggiungerle

4 Lavate le foglie di spinaci e aggiungetele al frullatore

5 Aggiungete il succo di barbabietola fresco

6 Frullate fino ad ottenere un composto omogeneo (30-50 secondi)

7 Godetevi il Giubilo alla Chia Rossa!

Note alla Ricetta

1 Mettete a bagno i datteri in acqua tiepida per diversi minuti, fino ad ammorbidirli

2 Aggiungete dei cubetti di ghiaccio o usate ciliegie surgelate per fare un frullato freddo

3 Godimento alla Menta e Anguria

Ingredienti

- 120 ml d'acqua
- 2 datteri a mollo senza nocciolo
- 1 banana fresca (sbucciata)
- 10 foglie di menta fresca
- 400 gr di anguria fresca a pezzi

Istruzioni

1. Lavate i datteri snocciolati, bagnateli, aggiungeteli al frullatore
2. Sbucciate la banana, tagliatela a fette e mettetela nel frullatore
3. Lavate le foglie di menta e aggiungetele al frullatore
4. Sbucciate l'anguria, tagliatela a fette e mettetela nel frullatore
5. Aggiungete l'acqua
6. Frullate fino ad ottenere un composto omogeneo (30-50 secondi)
7. Godetevi il Godimento alla Menta e Anguria!

Note alla Ricetta

1. Mettete a bagno i datteri in acqua tiepida per diversi minuti, fino ad ammorbidirli
2. Aggiungete dei cubetti di ghiaccio o usate della banana congelata per renderlo fresco il frullato

4 Euforia di Bacche e Mango

Ingredienti

- 230 ml d'acqua
- 4 datteri a mollo senza nocciolo
- 230 gr di mango fresco a pezzi
- 110 gr di more fresche
- 110 gr di lamponi freschi
- 10 foglie di spinaci freschi
- 1 arancia (sbucciata e senza semi)

Istruzioni

1 Lavate i datteri snocciolati, bagnateli e aggiungeteli al frullatore

2 Sbucciate il mango, fatelo a fette e mettetelo nel frullatore

3 Lavate more e lamponi e metteteli nel frullatore

4 Lavate le foglie di spinaci e aggiungetele al frullatore

5 Sbucciate l'arancia, dividetela in spicchi e aggiungetela al frullatore

6 Mettete l'acqua nel frullatore

7 Frullate fino ad ottenere un composto omogeneo (30-50 secondi)

8 Godetevi l'Euforia di Bacche e Mango!

Note alla Ricetta

1 Mettete a bagno i datteri in acqua tiepida per diversi minuti, fino ad ammorbidirli

2 Aggiungete dei cubetti di ghiaccio o usate frutta congelata per rendere fresco il frullato

5 Benedizione per il Sistema Immunitario

Ingredienti

- 350 ml d'acqua

- 10 foglie di menta fresca
- 2 datteri a mollo senza nocciolo
- 15 foglie di spinaci freschi
- 3 pere fresche (sbucciate)

Istruzioni

1. Lavate le foglie di menta fresca e mettetele nel frullatore
2. Lavate i datteri snocciolati, bagnateli, aggiungeteli al frullatore
3. Lavate le foglie di spinaci e aggiungetele al frullatore
4. Aggiungete l'acqua
5. Sbucciate le pere, tagliatele a fette e mettetele nel frullatore
6. Frullate fino ad ottenere un composto omogeneo (30-50 secondi)
7. Godetevi la Benedizione per il Sistema Immunitario!

Note alla Ricetta

1. Mettete a bagno i datteri in acqua tiepida per diversi minuti, fino ad ammorbidirli
2. Aggiungete dei cubetti di ghiaccio o usate pere surgelate per avere un frullato fresco

6 Gioia al Mirtillo Viola

Ingredienti

- 230 ml d'acqua
- 100 gr di fragole fresche
- 220 gr di foglie di cavolo viola (tritate)
- 220 gr di mirtilli freschi
- 110 ml di latte di mandorle
- 1 banana (sbucciata)

Istruzioni

1. Mettete l'acqua nel frullatore
2. Lavate le fragole e aggiungetele al frullatore
3. Aggiungete il cavolo tritato al frullatore
4. Lavate i mirtilli e metteteli nel frullatore
5. Aggiungete anche il latte di mandorle
6. Sbucciate la banana, tagliatela a fette e mettetela nel frullatore
7. Frullate fino ad ottenere un composto omogeneo (30-50 secondi)
8. Godetevi la Gioia al Mirtillo Viola!

Note alla Ricetta

Aggiungete dei cubetti di ghiaccio o usate frutta congelata per rendere fresco il frullato

7 Allegria alla Chia Verde

Ingredienti

- 180 ml d'acqua
- 2 datteri a mollo senza nocciolo
- 8.5 gr di semi di chia
- 1 mela dolce (sbucciata)
- 10 foglie di spinaci freschi
- 1 banana (sbucciata)

Istruzioni

1. Mettete acqua e semi di chia nel frullatore
2. Lavate i datteri snocciolati, bagnateli, aggiungeteli al frullatore
3. Sbucciate la mela, fatela a fette e mettetela nel frullatore
4. Lavate le foglie di spinaci e aggiungetele al frullatore
5. Sbucciate la banana, tagliatela a fette e aggiungetela al frullatore
6. Frullate fino ad ottenere un composto omogeneo (30-50 secondi)

7. Godetevi l'Allegria alla Chia Verde!

Note alla Ricetta

1. Mettete a bagno i datteri in acqua tiepida per diversi minuti, fino ad ammorbidirli
2. Aggiungete dei cubetti di ghiaccio o usate frutta congelata per rendere fresco il frullato

8 Paradiso di Agrumi e Fragole

Ingredienti

- 350 ml d'acqua
- 30 ml di succo d'arancia fresco
- 8.5 gr di fiocchi di cocco
- 1 banana (sbucciata)

- 200 gr di fragole fresche

Istruzioni

1. Aggiungete l'acqua
2. Aggiungete il succo d'arancia
3. Aggiungete anche i fiocchi di cocco
4. Sbucciate la banana, tagliatela a fette e mettetela nel frullatore
5. Lavate le fragole e aggiungetele al frullatore
6. Frullate fino ad ottenere un composto omogeneo (30-50 secondi)
7. Godetevi il Paradiso di Agrumi e Fragole!

Note alla Ricetta

Aggiungete dei cubetti di ghiaccio o usate frutta congelata per rendere fresco il frullato

9 Felicità ad Alto Contenuto di Vitamina K

Ingredienti

- 350 ml d'acqua
- 1/2 avocado (sbucciato e snocciolato)
- 12 foglie di spinaci freschi
- 8.5 gr di polvere di spirulina
- 3 arance (sbucciate e senza semi)

Istruzioni

1. Aggiungete l'acqua
2. Sbucciate l'avocado, tagliatelo a fette e mettetelo nel frullatore
3. Lavate le foglie di spinaci e aggiungetele al frullatore
4. Aggiungete la spirulina in polvere
5. Sbucciate le arance, tagliatele a fette e aggiungetele al frullatore

6. Frullate fino ad ottenere un composto omogeneo (30-50 secondi)
7. Godetevi la Felicità ad Alto Contenuto di Vitamina K!

Note alla Ricetta

Aggiungete dei cubetti di ghiaccio o usate arance surgelate per avere un frullato fresco

10 Euforia di Mandarini e Banane

Ingredienti

- 120 ml d'acqua
- 30 gr di noci crude
- 120 ml di latte di soia
- 2 datteri bagnati, senza nocciolo
- 8.5 gr di semi di lino
- 100 gr di mirtilli freschi

- 1 banana (sbucciata)
- 2 mandarini freschi (sbucciati)

Istruzioni

1. Mettete semi di lino e acqua nel frullatore
2. Lavate i datteri snocciolati, bagnateli, aggiungeteli al frullatore
3. Aggiungete il latte di soia e le noci crude
4. Lavate i mirtilli e aggiungeteli al frullatore
5. Sbucciate i mandarini e la banana, fateli a fette e metteteli nel frullatore
6. Frullate fino ad ottenere un composto omogeneo (30-50 secondi)
7. Godetevi l'Euforia di Mandarini e Banane!

Note alla ricetta

1. Mettete a bagno i datteri in acqua tiepida per diversi minuti, fino ad ammorbidirli
2. Aggiungete dei cubetti di ghiaccio o usate frutta congelata per rendere fresco il frullato

11 Gioia di Mango e Carote

Ingredienti

- 235 ml d'acqua
- 100 gr di ananas fresco
- 230 gr di mango fresco a pezzi
- 8.5 gr di fiocchi di cocco
- 200 gr di carote grattuggiate
- 1/2 banana fresca

Istruzioni

1. Aggiungete l'acqua

2. Sbucciate l'ananas, tagliatelo a fette e mettetelo nel frullatore
3. Sbucciate il mango, affettatelo e aggiungetelo al frullatore
4. Aggiungete anche i fiocchi di cocco
5. Aggiungete la carota tritata al frullatore
6. Sbucciate la banana, prendetene metà, fatela a fettine e mettetele nel frullatore
7. Frullate fino ad ottenere un composto omogeneo (30-50 secondi)
8. Godetevi la Gioia di Mango e Carote!

Note alla Ricetta

Aggiungete dei cubetti di ghiaccio o usate frutta congelata per rendere fresco il frullato

12 Dolcezza alla Pesca e Albicocca

Ingredienti

- 120 ml d'acqua
- 1/2 melone dolce piccolo (sbucciato)
- 120 ml di succo d'arancia fresco
- 2 datteri bagnati, senza nocciolo
- 1 albicocca fresca (sbucciata)
- 1 pesca (sbucciata)

Istruzioni

1. Mettete acqua e succo d'arancia nel frullatore
2. Aggiungete il mezzo melone
3. Lavate i datteri snocciolati, bagnateli, aggiungeteli al frullatore
4. Aggiungete l'albicocca sbucciata al frullatore
5. Mettete la pesca nel frullatore
6. Frullate fino ad ottenere un composto omogeneo (30-50 secondi)
7. Godetevi la Dolcezza alla Pesca e Albicocca!

Note alla Ricetta

1. Mettete a bagno i datteri in acqua tiepida per diversi minuti, fino ad ammorbidirli
2. Aggiungete dei cubetti di ghiaccio o usate frutta congelata per rendere fresco il frullato

13 Risata alla Prugna e Basilico

Ingredienti

- 350 ml d'acqua
- 10 foglie di basilico fresco
- 1 banana (sbucciata)
- 4 prugne dolci senza nocciolo
- 2 datteri a mollo senza nocciolo

Istruzioni

1. Aggiungete l'acqua
2. Lavate i datteri snocciolati, bagnateli, aggiungeteli al frullatore
3. Lavate le foglie di basilico e mettetele nel frullatore
4. Sbucciate la banana, tagliatela a fette e mettetela nel frullatore
5. Aggiungete le prugne senza nocciolo
6. Frullate fino ad ottenere un composto omogeneo (30-50 secondi)
7. Godetevi la Risata alla Prugna e Basilico!

Note alla Ricetta

1. Mettete a bagno i datteri in acqua tiepida per diversi minuti, fino ad ammorbidirli
2. Aggiungete dei cubetti di ghiaccio o usate frutta congelata per rendere fresco il frullato

14 Gioia Ricca di Omega 3

Ingredienti

- 120 ml d'acqua
- 4 gr di semi di lino tritati
- 2 datteri bagnati, senza nocciolo
- 4 gr di fiocchi di cocco
- 235 ml di latte di soia
- 4 gr di fiocchi d'avena
- 110 gr di lamponi freschi
- 100 gr di fragole fresche
- 1/2 banana fresca

Istruzioni

1. Mettete acqua e semi di lino tritati nel frullatore
2. Lavate i datteri snocciolati, bagnateli con acqua e metteteli nel frullatore
3. Aggiungete i fiocchi d'avena, i fiocchi di cocco e il latte di soia al frullatore

4. Lavate i lamponi e aggiungeteli al frullatore
5. Lavate le fragole e aggiungetele al frullatore
6. Sbucciate la banana, prendetene metà, fatela a fettine e mettetele nel frullatore
7. Frullate fino ad ottenere un composto omogeneo (30-50 secondi)
8. Godetevi la Gioia Ricca di Omega 3!

Note alla Ricetta

1. Mettete a bagno i datteri in acqua tiepida per diversi minuti, fino ad ammorbidirli
2. Aggiungete dei cubetti di ghiaccio o usate frutta congelata per rendere fresco il frullato

15 Buonumore alle Bacche di Goji

Ingredienti

- 350 ml d'acqua

- 2 gambi di sedano (tritati)
- 4 datteri a mollo senza nocciolo
- 60 gr di semi di zucca
- 10 foglie di spinaci freschi
- 100 gr di bacche di goji

Istruzioni

1. Aggiungete l'acqua
2. Lavate i datteri snocciolati, bagnateli, aggiungeteli al frullatore
3. Aggiungete il sedano tritato
4. Aggiungete i semi di zucca
5. Lavate le foglie di spinaci e aggiungetele al frullatore
6. Mettete le bacche di goji nel frullatore
7. Frullate fino ad ottenere un composto omogeneo (30-50 secondi)
8. Godetevi il Buonumore alle Bacche di Goji!

Note alla Ricetta

1. Mettete a bagno i datteri in acqua tiepida per diversi minuti, fino ad ammorbidirli
2. Aggiungete dei cubetti di ghiaccio per ottenere un frullato fresco

16 Pace alla Pesca e Chia

Ingredienti

- 350 ml d'acqua
- 4 gr di semi di chia
- 10 foglie di spinaci freschi
- 6 pesche fresche
- 2 datteri bagnati, senza nocciolo

Istruzioni

1. Mettete acqua e semi di chia nel frullatore
2. Lavate i datteri snocciolati, bagnateli, aggiungeteli al frullatore
3. Lavate le foglie di spinaci e aggiungetele al frullatore
4. Aggiungete le pesche snocciolate al frullatore
5. Frullate fino ad ottenere un composto omogeneo (30-50 secondi)
6. Godetevi la Pace alla Pesca e Chia!

Note alla Ricetta

1. Mettete a bagno i datteri in acqua tiepida per diversi minuti, fino ad ammorbidirli
2. Aggiungete dei cubetti di ghiaccio per ottenere un frullato fresco

17 Buonumore Verde alla Banana

Ingredienti

- 4 datteri a mollo senza nocciolo
- 350 ml d'acqua
- 7 foglie di menta fresca
- 10 foglie di spinaci freschi
- 1 banana fresca

Istruzioni

1. Lavate i datteri snocciolati, bagnateli con acqua e metteteli nel frullatore
2. Aggiungete l'acqua
3. Lavate le foglie di menta e aggiungetele al frullatore
4. Lavate le foglie di spinaci e aggiungetele al frullatore
5. Sbucciate la banana, tagliatela a fette e mettetela nel frullatore
6. Frullate fino ad ottenere un composto omogeneo (30-50 secondi)

7. Godetevi il Buonumore Verde alla Banana!

Note alla Ricetta

1. Mettete a bagno i datteri in acqua tiepida per diversi minuti, fino ad ammorbidirli
2. Aggiungete dei cubetti di ghiaccio per ottenere un frullato fresco

18 Crema Tropicale Arcobaleno

Ingredienti

- 120 ml di latte di soia
- 120 ml di succo d'arancia
- 3 gr di semi di lino
- 120 ml d'acqua
- 100 gr di ananas fresco

- 120 gr di papaya a pezzi
- 1 banana (sbucciata)
- 2 datteri bagnati, senza nocciolo

Istruzioni

1. Mettete il latte di soia e il succo d'arancia nel frullatore
2. Mettete semi di lino e acqua nel frullatore
3. Sbucciate ananas e papaya, tagliateli a pezzi e aggiungeteli al frullatore
4. Sbucciate la banana, tagliatela a fette e mettetela nel frullatore
5. Lavate i datteri snocciolati, bagnateli, aggiungeteli al frullatore
6. Frullate fino ad ottenere un composto omogeneo (30-50 secondi)
7. Godetevi la Crema Tropicale Arcobaleno!

Note alla Ricetta

1. Mettete a bagno i datteri in acqua tiepida per diversi minuti, fino ad ammorbidirli
2. Aggiungete dei cubetti di ghiaccio per ottenere un frullato fresco

19 Sogno ad Occhi Aperti Rinfrescante alla Mandorla

Ingredienti

- 120 ml d'acqua
- 1 banana fresca
- 4 datteri a mollo senza nocciolo
- 235 ml di latte di mandorle
- 4 gr di fiocchi d'avena
- 10 foglie di menta fresca

Istruzioni

1. Sbucciate la banana, tagliatela a fette e mettetela nel frullatore
2. Aggiungete l'acqua
3. Lavate i datteri snocciolati, bagnateli, aggiungeteli al frullatore
4. Aggiungete i fiocchi d'avena e il latte di mandorle al frullatore
5. Lavate le foglie di menta e aggiungetele al frullatore
6. Frullate fino ad ottenere un composto omogeneo (30-50 secondi)
7. Godetevi il Sogno ad Occhi Aperti Rinfrescante alla Mandorla!

Note alla Ricetta

1. Mettete a bagno i datteri in acqua tiepida per diversi minuti, fino ad ammorbidirli
2. Aggiungete dei cubetti di ghiaccio per ottenere un frullato fresco

20 Incantesimo alla Mela e Chia

Ingredienti

- 1/2 limone fresco senza buccia
- 4 mele dolci succose (sbucciate)
- 230 ml di gel di chia = 230 ml d'acqua + 15 gr di semi di chia
- 230 ml d'acqua
- 2 datteri bagnati, senza nocciolo
- 10 foglie di spinaci
- 10 foglie di menta fresca

Istruzioni

1. Sbucciate mele e limone, fateli a fette e aggiungeteli al frullatore
2. Aggiungete 15 gr di semi di chia a 230 ml d'acqua e lasciate a riposare in un recipiente per un'ora
3. Mettete il gel di chia al frullatore
4. Aggiungete l'acqua
5. Lavate i datteri snocciolati, bagnateli con acqua e metteteli nel frullatore

6. Lavate spinaci e foglie di menta e aggiungeteli al frullatore
7. Frullate fino ad ottenere un composto omogeneo (30-50 secondi)
8. Godetevi l'Incantesimo alla Mela e Chia!

Note alla Ricetta

1. Mettete a bagno i datteri in acqua tiepida per diversi minuti, fino ad ammorbidirli
2. Aggiungete dei cubetti di ghiaccio per ottenere un frullato fresco

21 Ispirazione Verde alla Mela

Ingredienti

- 350 ml d'acqua
- 1 mela (sbucciata)
- 7 foglie di menta fresca

- 7 foglie di spinaci freschi
- 4 datteri a mollo senza nocciolo

Istruzioni

1. Lavate i datteri snocciolati, bagnateli, aggiungeteli al frullatore
2. Aggiungete l'acqua
3. Sbucciate la mela, tagliatela a fette e mettetela nel frullatore
4. Lavate le foglie di menta e aggiungetele al frullatore
5. Lavate le foglie di spinaci e aggiungetele al frullatore
6. Frullate fino ad ottenere un composto omogeneo (30-50 secondi)
7. Godetevi l'Ispirazione Verde alla Mela!

Note alla Ricetta

1. Mettete a bagno i datteri in acqua tiepida per diversi minuti, fino ad ammorbidirli

2. Aggiungete dei cubetti di ghiaccio per ottenere un frullato fresco

22 Sorpresa Ricca di Enzimi

Ingredienti

- 350 ml d'acqua
- 2 datteri bagnati, senza nocciolo
- 3 gambi di sedano
- 4 kiwi maturi (sbucciati)
- 1 banana (sbucciata)

Istruzioni

1. Lavate i datteri snocciolati, bagnateli, aggiungeteli al frullatore
2. Aggiungete l'acqua
3. Aggiungete il sedano

4. Sbucciate kiwi e banana, tagliateli a fettine e metteteli nel frullatore
5. Frullate fino ad ottenere un composto omogeneo (30-50 secondi)
6. Godetevi la Sorpresa Ricca di Enzimi!

Note alla Ricetta

1. Mettete a bagno i datteri in acqua tiepida per diversi minuti, fino ad ammorbidirli
2. Aggiungete dei cubetti di ghiaccio per ottenere un frullato fresco

23 Generosità alla Banana e Fragole

Ingredienti

- 350 ml d'acqua
- 4 datteri a mollo senza nocciolo

- 1/2 avocado (sbucciato)
- 400 gr di fragole fresche
- 1 banana (sbucciata)
- 10 foglie di spinaci freschi

Istruzioni

1. Lavate i datteri snocciolati, bagnateli con acqua e metteteli nel frullatore
2. Aggiungete l'acqua
3. Sbucciate l'avocado, prendetene metà e fatela a fette, poi mettetela nel frullatore
4. Lavate le fragole e aggiungetele al frullatore
5. Sbucciate la banana, tagliatela a fette e mettetela nel frullatore
6. Lavate le foglie di spinaci e aggiungetele al frullatore
7. Frullate fino ad ottenere un composto omogeneo (30-50 secondi)
8. Godetevi la Generosità alla Banana e Fragole!

Note alla Ricetta

1. Mettete a bagno i datteri in acqua tiepida per diversi minuti, fino ad ammorbidirli
2. Aggiungete dei cubetti di ghiaccio per ottenere un frullato fresco

24 Diletto all'Arancia e Fico

Ingredienti

- 120 ml di succo d'arancia appena spremuto
- 4 datteri a mollo senza nocciolo
- 1/2 arancia (sbucciata)
- 1 fico verde

Istruzioni

1. Mettete il succo d'arancia appena spremuto nel frullatore
1. Lavate i datteri snocciolati, bagnateli, aggiungeteli al frullatore
2. Sbucciate l'arancia, dividetela a spicchi e mettetela nel frullatore
3. Lavate il fico, aggiungetelo al frullatore
4. Frullate fino ad ottenere un composto omogeneo (30-50 secondi)
5. Godetevi il Diletto all'Arancia e Fico!

Note alla Ricetta

1. Mettete a bagno i datteri in acqua tiepida per diversi minuti, fino ad ammorbidirli
2. Aggiungete dei cubetti di ghiaccio per ottenere un frullato fresco

25 Super Ilarità Mattutina

Ingredienti

- 350 ml d'acqua
- 7 foglie di menta fresca
- 1/2 melone medio (sbucciato)
- 1 mango fresco
- 7 foglie di spinaci freschi
- 1 banana fresca (sbucciata)
- 230 ml di succo di mela fresco

Istruzioni

1. Lavate le foglie di menta e aggiungetele al frullatore
2. Sbucciate il mango, affettatelo e aggiungetelo al frullatore

3. Sbucciate il melone, fatelo a fette e mettetelo nel frullatore
4. Lavate le foglie di spinaci e aggiungetele al frullatore
5. Sbucciate la banana, tagliatela a fette e mettetela nel frullatore
6. Mettete l'acqua nel frullatore
7. Aggiungete il succo di mela al frullatore
8. Frullate fino ad ottenere un composto omogeneo (30-50 secondi)
9. Godetevi la Super Ilarità Mattutina!

Note alla Ricetta

Aggiungete dei cubetti di ghiaccio per ottenere un frullato fresco

26 Mega Giovialità al Mango

Ingredienti

- 350 ml d'acqua

- 1/2 arancia (sbucciata e senza semi)
- 8 foglie di menta fresca
- 1 mango fresco (sbucciato)
- 4 datteri a mollo senza nocciolo

Istruzioni

1. Lavate i datteri snocciolati, bagnateli, aggiungeteli al frullatore
2. Aggiungete l'acqua
3. Sbucciate l'arancia, dividetela a spicchi e mettetela nel frullatore
4. Lavate le foglie di menta e aggiungetele al frullatore
5. Sbucciate il mango, affettatelo e aggiungetelo al frullatore
6. Frullate fino ad ottenere un composto omogeneo (30-50 secondi)
7. Godetevi la Mega Giovialità al Mango!

Note alla Ricetta

1. Mettete a bagno i datteri in acqua tiepida per diversi minuti, fino ad ammorbidirli
2. Aggiungete dei cubetti di ghiaccio per ottenere un frullato fresco

27 Sinergia alle Mandorle e Zucca

Ingredienti

- 120 ml d'acqua
- 4 datteri a mollo senza nocciolo
- 200 gr di zucca fresca a pezzi
- 1 banana (sbucciata)
- 10 foglie di spinaci freschi
- 4 gr di cannella
- 235 ml di latte di mandorle

Istruzioni

1. Aggiungete l'acqua
2. Lavate i datteri snocciolati, bagnateli, aggiungeteli al frullatore
3. Aggiungete al frullatore la zucca a pezzettoni
4. Sbucciate la banana, tagliatela a fette e mettetela nel frullatore
5. Lavate le foglie di spinaci e aggiungetele al frullatore
6. Aggiungete cannella e latte di mandorle
7. Frullate fino ad ottenere un composto omogeneo (30-50 secondi)
8. Godetevi la Sinergia alle Mandorle e Zucca!

Note alla Ricetta

1. Mettete a bagno i datteri in acqua tiepida per diversi minuti, fino ad ammorbidirli

2. Aggiungete dei cubetti di ghiaccio per ottenere un frullato fresco

28 Magia Blu all'Albicocca

Ingredienti

- 350 ml d'acqua
- 2 datteri a mollo senza nocciolo
- 4 albicocche fresche snocciolate
- 100 gr di mirtilli freschi
- 1 banana fresca
- 6 foglie di lattuga rossa

Istruzioni

1. Lavate i datteri snocciolati, bagnateli, aggiungeteli al frullatore
2. Mettete l'acqua nel frullatore
3. Aggiungete le albicocche senza nocciolo

4. Lavate i mirtilli e metteteli nel frullatore
5. Sbucciate la banana, tagliatela a fette e mettetela nel frullatore
6. Lavate la lattuga rossa e aggiungetela
7. Frullate fino ad ottenere un composto omogeneo (30-50 secondi)
8. Godetevi la Magia Blu all'Albicocca!

Note alla Ricetta

1. Mettete a bagno i datteri in acqua tiepida per diversi minuti, fino ad ammorbidirli
2. Aggiungete dei cubetti di ghiaccio per ottenere un frullato fresco

29 Ricarica alla Mela e Sedano

Ingredienti

- 230 ml d'acqua

- 2 gambi di sedano (tritati)
- 4 datteri a mollo senza nocciolo
- 1 mela dolce (sbucciata e senza semi)
- 10 foglie di spinaci freschi
- 1 pera (sbucciata e senza semi)
- 15 ml di succo di limone fresco
- 1 banana (sbucciata)

Istruzioni

1. Aggiungete il sedano tritato
2. Lavate i datteri snocciolati, bagnateli, aggiungeteli al frullatore
3. Sbucciate la mela, fatela a fette e mettetela nel frullatore
4. Lavate le foglie di spinaci e aggiungetele al frullatore
5. Sbucciate la pera, affettatela e mettetela nel frullatore
6. Aggiungete il succo di limone e l'acqua
7. Sbucciate la banana, tagliatela a fette e mettetela nel frullatore

8. Frullate fino ad ottenere un composto omogeneo (30-50 secondi)
9. Godetevi la Ricarica alla Mela e Sedano!

Note alla Ricetta

1. Mettete a bagno i datteri in acqua tiepida per diversi minuti, fino ad ammorbidirli
2. Aggiungete dei cubetti di ghiaccio per ottenere un frullato fresco

30 Sogno alla Banana e Mirtillo

Ingredienti

- 120 ml d'acqua
- 1 banana fresca
- 7 gr di semi di chia
- 220 gr di mirtilli freschi

- 7 foglie di menta fresca
- 2 datteri a mollo senza nocciolo
- 235 ml di latte di soia

Istruzioni

1. Sbucciate la banana, tagliatela a fette e mettetela nel frullatore
2. Lavate i datteri snocciolati, bagnateli, aggiungeteli al frullatore
3. Mettete acqua e semi di chia nel frullatore
4. Lavate i mirtilli e metteteli nel frullatore
5. Lavate le foglie di menta e aggiungetele al frullatore
6. Aggiungete il latte di soia
7. Frullate fino ad ottenere un composto omogeneo (30-50 secondi)
8. Godetevi il Sogno alla Banana e Mirtillo!

Note alla Ricetta

1. Mettete a bagno i datteri in acqua tiepida per diversi minuti, fino ad ammorbidirli
2. Aggiungete dei cubetti di ghiaccio per ottenere un frullato fresco

31 Ilarità alla Carota e Melone

Ingredienti

- 230 ml d'acqua
- 1 banana (sbucciata)
- 4 datteri a mollo senza nocciolo
- 1 melone (sbucciato, senza semi, a pezzi)
- 1 carota (a pezzi)
- 10 foglie di spinaci freschi

Istruzioni

1. Sbucciate la banana, tagliatela a fette e mettetela nel frullatore
2. Lavate i datteri snocciolati, bagnateli, aggiungeteli al frullatore
3. Aggiungete il melone a pezzi
4. Aggiungete anche la carota tagliata a pezzi
5. Lavate le foglie di spinaci e aggiungetele al frullatore
6. Aggiungete l'acqua
7. Frullate fino ad ottenere un composto omogeneo (30-50 secondi)
8. Godetevi l'Ilarità alla Carota e Melone!

Note alla Ricetta

1. Mettete a bagno i datteri in acqua tiepida per diversi minuti, fino ad ammorbidirli
2. Aggiungete dei cubetti di ghiaccio per ottenere un frullato fresco

32 Beatitudine al Mango e Cocco

Ingredienti

- 1 mango fresco
- 4 datteri a mollo senza nocciolo
- 10 foglie di menta fresca
- 230 ml di latte di cocco
- 10 foglie di spinaci freschi
- 120 ml d'acqua

Istruzioni

1. Sbucciate il mango, affettatelo e aggiungetelo al frullatore
2. Lavate i datteri snocciolati, bagnateli, aggiungeteli al frullatore
3. Lavate le foglie di menta e aggiungetele al frullatore
4. Aggiungete il latte di cocco

5. Lavate le foglie di spinaci e aggiungetele al frullatore
6. Aggiungete l'acqua
7. Frullate fino ad ottenere un composto omogeneo (30-50 secondi)
8. Godetevi la Beatitudine al Mango e Cocco!

Note alla Ricetta

1. Mettete a bagno i datteri in acqua tiepida per diversi minuti, fino ad ammorbidirli
2. Aggiungete dei cubetti di ghiaccio per ottenere un frullato fresco

33 Elisir Verde all'Uva

Ingredienti

- 350 ml d'acqua
- 2 datteri bagnati, senza nocciolo

- 1 arancia (sbucciata, senza semi)
- 7 foglie di spinaci freschi
- 1 banana (sbucciata)
- 200 gr di uva verde

Istruzioni

1. Sbucciate l'arancia, dividetela a spicchi e mettetela nel frullatore
2. Lavate i datteri snocciolati, bagnateli, aggiungeteli al frullatore
3. Lavate le foglie di spinaci e aggiungetele al frullatore
4. Sbucciate la banana, tagliatela a fette e mettetela nel frullatore
5. Lavate l'uva verde e aggiungetela al frullatore
6. Aggiungete l'acqua
7. Frullate fino ad ottenere un composto omogeneo (30-50 secondi)
8. Godetevi l'Elisir Verde all'Uva!

Note alla Ricetta

1. Mettete a bagno i datteri in acqua tiepida per diversi minuti, fino ad ammorbidirli
2. Aggiungete dei cubetti di ghiaccio per ottenere un frullato fresco

24 Frullato Tropicale Supervitaminico

Ingredienti

- 350 ml d'acqua
- 200 gr di ananas a pezzi
- 200 gr di mango a pezzi
- 1/2 banana (sbucciata)
- 10 foglie di spinaci freschi
- 4 datteri a mollo senza nocciolo

Istruzioni

1. Aggiungete il mango e l'ananas a pezzi al frullatore
2. Lavate i datteri snocciolati, bagnateli, aggiungeteli al frullatore
3. Sbucciate la banana, prendetene metà, fatela a fettine e mettetele nel frullatore
4. Lavate le foglie di spinaci e aggiungetele al frullatore
5. Aggiungete l'acqua
6. Frullate fino ad ottenere un composto omogeneo (30-50 secondi)
7. Godetevi il Frullato Tropicale Supervitaminico!

Note alla Ricetta

1. Mettete a bagno i datteri in acqua tiepida per diversi minuti, fino ad ammorbidirli
2. Aggiungete dei cubetti di ghiaccio per ottenere un frullato fresco

35 Splendore Cremoso alla Pesca e Cannella

Ingredienti

- 120 ml di latte di soia o mandorle
- 15 gr di fiocchi d'avena
- 200 gr di pesche tagliata a pezzi
- 3 pizzichi di cannella tritata
- 1 banana (sbucciata)
- 120 ml di succo di carota

Istruzioni

1. Mettete il latte di soia o mandorle nel frullatore
2. Aggiungete i fiocchi d'avena
3. Aggiungete anche le pesche a pezzi
4. Aggiungete la cannella
5. Sbucciate la banana, tagliatela a fette e mettetela nel frullatore

6. Mettete il succo di carota nel frullatore
7. Frullate fino ad ottenere un composto omogeneo (30-50 secondi)
8. Godetevi lo Splendore Cremoso alla Pesca e Cannella!

Note alla Ricetta

Aggiungete dei cubetti di ghiaccio per ottenere un frullato fresco

36 Segreto alla Banana e Fragola

Ingredienti

- 350 ml d'acqua
- 4 gr di semi di chia
- 170 gr di lattuga romana
- 200 gr di fragole fresche
- 2 banane fresche

- 2 datteri bagnati, senza nocciolo

Istruzioni

1. Mettete acqua e semi di chia nel frullatore
2. Lavate i datteri snocciolati, bagnateli, aggiungeteli al frullatore
3. Aggiungete la lattuga romana
4. Lavate le fragole e aggiungetele al frullatore
5. Sbucciate le banane, tagliatele a fette e mettetele nel frullatore
6. Frullate fino ad ottenere un composto omogeneo (30-50 secondi)
7. Godetevi il Segreto alla Banana e Fragola

Note alla Ricetta

1. Mettete a bagno i datteri in acqua tiepida per diversi minuti, fino ad ammorbidirli

2. Aggiungete dei cubetti di ghiaccio per ottenere un frullato fresco

37 Sorriso agli Agrumi e Mango

Ingredienti

- 2 datteri a mollo senza nocciolo
- 235 ml di latte di soia
- 15 foglie di spinaci freschi
- 230 gr di mango fresco a pezzi
- 1 banana fresca
- 120 ml di succo d'arancia

Istruzioni

1. Lavate i datteri snocciolati, bagnateli, aggiungeteli al frullatore
2. Lavate le foglie di spinaci e aggiungetele al frullatore

3. Sbucciate il mango, fatelo a fettine e mettetelo nel frullatore
4. Sbucciate la banana, tagliatela a fette e aggiungetela al frullatore
5. Aggiungete il latte di soia
6. Aggiungete anche il succo d'arancia
7. Frullate fino ad ottenere un composto omogeneo (30-50 secondi)
8. Godetevi il Sorriso agli Agrumi e Mango!

Note alla Ricetta

1. Mettete a bagno i datteri in acqua tiepida per diversi minuti, fino ad ammorbidirli
2. Aggiungete dei cubetti di ghiaccio per ottenere un frullato fresco

Estratto Ricco di Vitamine

Ingredienti

- 230 ml d'acqua
- 2 datteri bagnati, senza nocciolo
- 100 gr di uva nera senza semi
- 120 ml di succo di mirtillo rosso
- 2 pizzichi di cannella tritata
- 2 prugne fresche

Istruzioni

1. Lavate i datteri snocciolati, bagnateli, aggiungeteli al frullatore
2. Lavate l'uva nera e mettetela nel frullatore
3. Aggiungete il succo di mirtillo
4. Aggiungete la cannella
5. Aggiungete le prugne senza nocciolo
6. Aggiungete l'acqua
7. Frullate fino ad ottenere un composto omogeneo (30-50 secondi)
8. Godetevi l'Estratto Ricco di Vitamine!

Note alla Ricetta

1. Mettete a bagno i datteri in acqua tiepida per diversi minuti, fino ad ammorbidirli
2. Aggiungete dei cubetti di ghiaccio per ottenere un frullato fresco

39 Piacere al Kiwi e Agrumi

Ingredienti

- 230 ml d'acqua
- 4 gr di fiocchi di cocco
- 2 datteri bagnati, senza nocciolo
- 1 arancia fresca (sbucciata, senza semi)
- 400 gr di foglie di cavolo nero (a pezzi)
- 7 foglie di menta fresca
- 1/2 banana
- 100 gr di uva verde
- 2 kiwi (sbucciati)

Istruzioni

1. Lavate i datteri snocciolati, bagnateli, aggiungeteli al frullatore
2. Sbucciate l'arancia, dividetela a spicchi e mettetela nel frullatore
3. Lavate il cavolo, affettatelo e mettetelo nel frullatore
4. Lavate le foglie di menta e aggiungetele al frullatore
5. Sbucciate la banana, prendetene metà, fatela a fettine e mettetele nel frullatore
6. Lavate l'uva verde e aggiungetela al frullatore
7. Sbucciate i kiwi, tagliateli a fette e metteteli nel frullatore
8. Aggiungete acqua e fiocchi di cocco
9. Frullate fino ad ottenere un composto omogeneo (30-50 secondi)
10. Godetevi il Piacere al Kiwi e Agrumi!

Note alla Ricetta

1. Mettete a bagno i datteri in acqua tiepida per diversi minuti, fino ad ammorbidirli
2. Aggiungete dei cubetti di ghiaccio per ottenere un frullato fresco

40 Felicità Pera e Menta

Ingredienti

- 350 ml d'acqua
- 8.5 gr di semi di lino
- 13 foglie di spinaci
- 4 pere mature
- 17 foglie di menta fresca
- 3 datteri bagnati, senza nocciolo

Istruzioni

1. Lavate i datteri snocciolati, bagnateli, aggiungeteli al frullatore
2. Aggiungete i semi di lino e l'acqua

3. Lavate le foglie di spinaci e aggiungetele al frullatore
4. Sbucciate le pere, tagliatele a fette e mettetele nel frullatore
5. Lavate le foglie di menta e aggiungetele al frullatore
6. Frullate fino ad ottenere un composto omogeneo (30-50 secondi)
7. Godetevi la Felicità Pera e Menta!

Note alla Ricetta

1. Mettete a bagno i datteri in acqua tiepida per diversi minuti, fino ad ammorbidirli
2. Aggiungete dei cubetti di ghiaccio per ottenere un frullato fresco

41 Euforia Verde alla Banana

Ingredienti

- 350 ml d'acqua
- 7 gr di semi di chia
- 15 foglie di spinaci freschi
- 2 datteri bagnati, senza nocciolo
- 1 banana (sbucciata)
- 7 foglie di menta fresca
- 200 gr di uva verde

Istruzioni

1. Mettete acqua e semi di chia nel frullatore
2. Lavate i datteri snocciolati, bagnateli, aggiungeteli al frullatore
3. Lavate le foglie di spinaci e aggiungetele al frullatore
4. Sbucciate la banana, tagliatela a fette e mettetela nel frullatore
5. Lavate le foglie di menta e aggiungetele al frullatore

6. Lavate l'uva verde e aggiungetela al frullatore
7. Frullate fino ad ottenere un composto omogeneo (30-50 secondi)
8. Godetevi l'Euforia Verde alla Banana!

Note alla Ricetta

1. Mettete a bagno i datteri in acqua tiepida per diversi minuti, fino ad ammorbidirli
2. Aggiungete dei cubetti di ghiaccio per ottenere un frullato fresco

42 Sogno al Lampone e Pera

Ingredienti

- 350 ml d'acqua
- 4 gr di semi di chia
- 2 datteri bagnati, senza nocciolo

- 2 pere fresche (sbucciate, senza semi)
- 10 foglie di spinaci freschi
- 200 gr di lamponi freschi

Istruzioni

1. Mettete acqua e semi di chia nel frullatore
2. Lavate i datteri snocciolati, bagnateli, aggiungeteli al frullatore
3. Sbucciate le pere, tagliatele a fette e mettetele nel frullatore
4. Lavate le foglie di spinaci e aggiungetele al frullatore
5. Lavate i lampi e metteteli nel frullatore
6. Frullate fino ad ottenere un composto omogeneo (30-50 secondi)
7. Godetevi il Sogno al Lampone e Pera!

Note alla Ricetta

1. Mettete a bagno i datteri in acqua tiepida per diversi minuti, fino ad ammorbidirli
2. Aggiungete dei cubetti di ghiaccio per ottenere un frullato fresco

43 Super Diletto Verde

Ingredienti

- 230 ml d'acqua
- 8.5 gr di semi di chia
- 120 ml di latte di soia
- 2 datteri a mollo senza nocciolo
- 4 gr di fiocchi di cocco
- 15 foglie di spinaci freschi
- 1 banana (sbucciata)
- 1 arancia (sbucciata, senza semi)

Istruzioni

1. Mettete acqua e semi di chia nel frullatore
2. Lavate i datteri snocciolati, bagnateli, aggiungeteli al frullatore
3. Aggiungete i fiocchi di cocco e il latte di soia
4. Lavate le foglie di spinaci e aggiungetele al frullatore
5. Sbucciate la banana, tagliatela a fette e mettetela nel frullatore
6. Sbucciate l'arancia, dividetela a spicchi e mettetela nel frullatore
7. Frullate fino ad ottenere un composto omogeneo (30-50 secondi)
8. Godetevi il Super Diletto Verde!

Note alla Ricetta

1. Mettete a bagno i datteri in acqua tiepida per diversi minuti, fino ad ammorbidirli
2. Aggiungete dei cubetti di ghiaccio per ottenere un frullato fresco

44 Esuberanza Solare

Ingredienti

- 120 ml d'acqua
- 2 datteri bagnati, senza nocciolo
- 1 pera (sbucciata)
- 7 foglie di menta fresca
- 1 anguria gialla

Istruzioni

1. Lavate i datteri snocciolati, bagnateli, aggiungeteli al frullatore
2. Sbucciate la pera, affettatela e mettetela nel frullatore
3. Lavate le foglie di menta e aggiungetele al frullatore
4. Sbucciate l'anguria gialla, tagliatela a pezzi e mettetela nel frullatore
5. Aggiungete l'acqua

6. Frullate fino ad ottenere un composto omogeneo (30-50 secondi)
7. Gustatevi l'Esuberanza Solare!

Note alla Ricetta

1. Mettete a bagno i datteri in acqua tiepida per diversi minuti, fino ad ammorbidirli
2. Aggiungete dei cubetti di ghiaccio per ottenere un frullato fresco

45 Vivacità al Mango e Prezzemolo

Ingredienti

- 350 ml d'acqua
- 3 gr di semi di lino tritati
- 2 datteri bagnati, senza nocciolo
- 55 gr di prezzemolo

- 2 manghi (sbucciati)

Istruzioni

1. Mettete i semi di lino e l'acqua nel frullatore
2. Lavate i datteri snocciolati, bagnateli, aggiungeteli al frullatore
3. Aggiungete il prezzemolo
4. Sbucciate i manghi, fateli a fette e metteteli nel frullatore
5. Frullate fino ad ottenere un composto omogeneo (30-50 secondi)
6. Gustatevi la Vivacità al Mango e Prezzemolo!

Note alla Ricetta

1. Mettete a bagno i datteri in acqua tiepida per diversi minuti, fino ad ammorbidirli
2. Aggiungete dei cubetti di ghiaccio per ottenere un frullato fresco

46 Gusto di Chia e Anguria

Ingredienti

- 2 datteri bagnati, senza nocciolo
- 4 gr di semi di chia
- 120 ml d'acqua
- 1 banana (sbucciata)
- 400 gr di anguria fresca a pezzi
- 4 gr di fiocchi di cocco
- 30 ml di succo di limone

Istruzioni

1. Lavate i datteri snocciolati, bagnateli con acqua e metteteli nel frullatore
2. Mettete acqua e semi di chia nel frullatore
3. Sbucciate la banana, tagliatela a fette e aggiungetela al frullatore
4. Aggiungete i pezzi di anguria

5. Aggiungete anche i fiocchi di cocco
6. Aggiungete il succo di limone
7. Frullate fino ad ottenere un composto omogeneo (30-50 secondi)
8. Gustatevi il Gusto di Chia e Anguria!

Note alla Ricetta

1. Mettete a bagno i datteri in acqua tiepida per diversi minuti, fino ad ammorbidirli
2. Aggiungete dei cubetti di ghiaccio per ottenere un frullato fresco

47 Attrazione di Peschenoci e Fragole

Ingredienti

- 1 banana (sbucciata)
- 200 gr di fragole fresche
- 2 peschenoci (snocciolate)
- 230 ml di latte di cocco

- 2 datteri bagnati, senza nocciolo
- 120 ml di succo d'arancia

Istruzioni

1. Sbucciate la banana, tagliatela a fette e mettetela nel frullatore
2. Lavate le fragole e aggiungetele al frullatore
3. Aggiungete le peschenoci
4. Aggiungete il latte di cocco
5. Lavate i datteri snocciolati, bagnateli, aggiungeteli al frullatore
6. Aggiungete anche il succo d'arancia
7. Frullate fino ad ottenere un composto omogeneo (30-50 secondi)
8. Gustatevi l'Attrazione di Peschenoci e Fragole!

Note alla Ricetta

1. Mettete a bagno i datteri in acqua tiepida per diversi minuti, fino ad ammorbidirli
2. Aggiungete dei cubetti di ghiaccio per ottenere un frullato fresco

48 Soddisfazione di Pesca a Ananas

Ingredienti

- 1 banana (sbucciata)
- 2 datteri bagnati, senza nocciolo
- 100 gr di fragole fresche
- 1 pesca (senza nocciolo)
- 230 ml di succo d'ananas
- 120 ml d'acqua
- 3 gr di semi di lino tritati

Istruzioni

1. Sbucciate la banana, tagliatela a fette e mettetela nel frullatore

2. Lavate i datteri snocciolati, bagnateli, aggiungeteli al frullatore
3. Lavate le fragole e aggiungetele al frullatore
4. Aggiungete la pesca senza nocciolo
5. Aggiungete il succo d'ananas
6. Mettete i semi di lino e l'acqua nel frullatore
7. Frullate fino ad ottenere un composto omogeneo (30-50 secondi)
8. Gustatevi la Soddisfazione di Pesca e Ananas

Note alla Ricetta

1. Mettete a bagno i datteri in acqua tiepida per diversi minuti, fino ad ammorbidirli
2. Aggiungete dei cubetti di ghiaccio per ottenere un frullato fresco

49 Percezione di Mirtilli e Ananas

Ingredienti

- 1 banana (sbucciata)
- 2 datteri bagnati, senza nocciolo
- 220 gr di mirtilli freschi
- 100 gr di ananas fresco
- 235 ml di succo d'ananas
- 4 gr di fiocchi di cocco
- 120 ml d'acqua

Istruzioni

1. Sbucciate la banana, tagliatela a fette e mettetela nel frullatore
2. Lavate i datteri snocciolati, bagnateli, aggiungeteli al frullatore
3. Lavate i mirtilli e metteteli nel frullatore
4. Aggiungete succo e pezzi d'ananas al frullatore
5. Aggiungete i fiocchi di cocco e l'acqua

6. Frullate fino ad ottenere un composto omogeneo (30-50 secondi)
7. Gustatevi la Percezioe di Mirtilli e Ananas!

Note alla Ricetta

1. Mettete a bagno i datteri in acqua tiepida per diversi minuti, fino ad ammorbidirli
2. Aggiungete dei cubetti di ghiaccio per ottenere un frullato fresco

50 Schiocco Cremoso alle Noci

Ingredienti

- 1 banana (sbucciata)
- 2 datteri bagnati, senza nocciolo
- 235 ml di latte di soia
- 2 pizzichi di cannella tritata

- 45 gr di noci crude
- 120 ml d'acqua

Istruzioni

1. Sbucciate la banana, tagliatela a fette e mettetela nel frullatore
2. Lavate i datteri snocciolati, bagnateli, aggiungeteli al frullatore
3. Aggiungete il latte di soia
4. Aggiungete la cannella
5. Mettete le noci crude nel frullatore
6. Aggiungete l'acqua
7. Frullate fino ad ottenere un composto omogeneo (30-50 secondi)
8. Gustatevi lo Schiocco Cremoso alle Noci!

Note alla Ricetta

1. Mettete a bagno i datteri in acqua tiepida per diversi minuti, fino ad ammorbidirli
2. Aggiungete dei cubetti di ghiaccio per ottenere un frullato fresco

Conclusioni

Grazie per aver comprato il libro "Frullati vegani"!

Spero davvero che miglioriate il vostro umore e sistema immunitario con queste ricette semplici, salutari e antidepressive.

Sarebbe carino se mi scriveste, se vi piace preparare gustosi frullati vegani ogni giorno ed è diventata una delle vostre abitudini preferite, che vi fa sorridere, pensare positivo e vi rende felici!

www.ingramcontent.com/pod-product-compliance
Lightning Source LLC
Chambersburg PA
CBHW071852070526
44583CB00016B/1662